PUBLICATIONS DU *PROGRÈS MÉDICAL*

LA

RÉFORME DE L'ORGANISATION

DES

SERVICES DE CHIRURGIE

A PARIS

PARIS

AUX BUREAUX DU
PROGRÈS MÉDICAL
14, rue des Carmes, 14

E. LECROSNIER et BABÉ
ÉDITEURS
Place de l'École-de-Médecine.

1891

PUBLICATIONS DU *PROGRÈS MÉDICAL*

LA

RÉFORME DE L'ORGANISATION

DES

SERVICES DE CHIRURGIE

A PARIS

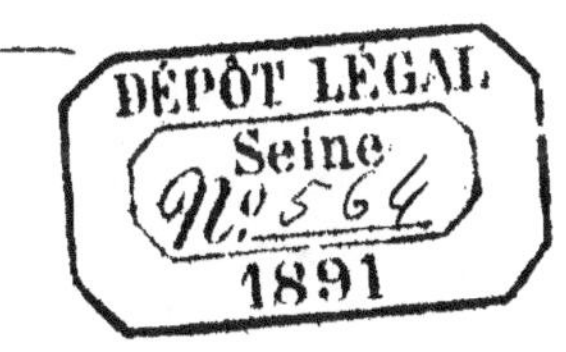

PARIS

AUX BUREAUX DU
PROGRÈS MÉDICAL
14, rue des Carmes, 14

E. LECROSNIER et BABÉ
ÉDITEURS
Place de l'École-de-Médecine.

1891

LA

RÉFORME DE L'ORGANISATION

DES

SERVICES DE CHIRURGIE

A PARIS

Depuis quelques années on voit se produire, avec une intensité de jour en jour croissante, des plaintes contre l'organisation actuelle de nos hôpitaux de Paris. D'une part, l'Administration se trouve dans l'impossibilité d'assurer, avec son personnel actuel, les soins médicaux que les malades sont en droit d'exiger (1). D'autre part, on constate avec tristesse la stérilité scientifique de nos jeunes chirurgiens, comparée à celle des hommes du même âge des pays étrangers.

Les deux questions sont connexes et tiennent à une même cause. Actuellement, *de 28 à 34 ans en moyenne, tout futur chirurgien est tenu à l'écart des services hospitaliers* et perd son temps à préparer un concours dans des conférences purement théoriques, alors qu'il pourrait, avec beaucoup plus de fruit, travailler au contact des malades. Aussi les études cli-

---

(1) Aux vacances dernières, on voyait le même chirurgien chargé à la fois, sans compter la consultation du Bureau central d'un service à l'hôpital Tenon, à Ménilmontant, d'un autre aux Enfants-Assistés, près de l'Observatoire, d'un troisième à Bichat, à la porte Saint-Ouen !!! C'est là un exemple entre mille.

niques sont-elles de jour en jour plus délaissées, au grand détriment de notre pays, qui, de tous temps, avait brillé par la précision du diagnostic et le bon sens des décisions thérapeutiques de ses chirurgiens.

Alors que, depuis 20 ans, la chirurgie s'est complètement transformée, que son horizon s'est considérablement étendu, on voit, avec peine, conservée l'organisation hospitalière de la première moitié de ce siècle. Bonne à une époque où la chirurgie se limitait aux interventions sur les membres et la face, où les pansements, à peu près abandonnés aux infirmiers, étaient sans importance et ne prenaient pas le temps du titulaire du service, cette organisation est aujourd'hui manifestement insuffisante. Alors que tous les autres pays ont modifié leur organisation hospitalière, le nôtre — nous avons regret de le dire — en est au même point qu'il y a 50 ans. Les modifications à apporter, utiles dans les services de médecine, sont nécessaires dans ceux de chirurgie. Une réforme urgente s'impose pour ceux-ci.

A cet égard, nous devons signaler un projet adressé au directeur de l'Assistance publique sous forme de requête par les candidats au titre de chirurgien des hôpitaux. — Par les candidats? — Cela peut sembler anormal au premier abord; cela a paru tel à plusieurs d'entre eux, lorsqu'un chirurgien des hôpitaux, M. Chaput, les invita à se réunir chez lui pour causer des modifications à apporter au concours actuel. Le plus grand nombre n'auraient même, si nous sommes bien informé, pas répondu à cet appel, s'ils n'y avaient été vivement engagés par quelques-uns de leurs chefs. C'est, forts de ces appuis autorisés qu'ils se sont décidés à discuter la sauce à laquelle ils désiraient être mangés.

Dès le début de la réunion, il a semblé, à 17 candidats sur 19, qu'il y avait lieu de créer des Assistants en Chirurgie.

La multiplication des services, sorte de nivellement inférieur des chirurgiens des hôpitaux, bien que des plus tentantes au point de vue du nombre des places à acquérir et de la rapidité avec laquelle on pouvait devenir titulaire, leur a paru mauvaise en principe. Jeune, on a tout intérêt à profiter de l'expérience de plus âgé que soi ; vieux, on a avantage à avoir à ses côtés un aide suffisamment instruit pour qu'on puisse se décharger sur lui d'une partie de la besogne, suffisamment actif pour augmenter le mouvement d'un service.

De plus, il était d'une importance capitale de ménager les situations acquises et même de conserver, dans l'avenir, les chirurgiens dits du Bureau central, afin de maintenir une réserve, susceptible de fournir, au besoin d'un coup, un grand nombre de chirurgiens titulaires, sans que pour cela une génération de candidats fût par trop favorisée au détriment d'une autre.

Dans ce double but, les candidats (1) ont adressé à M. Peyron le projet suivant :

I. Il est créé des Assistants en chirurgie dans les hôpitaux de Paris. Ils ont pour fonctions de faire les suppléances et d'assurer le service de la consultation. Ils peuvent être chargés par le chirurgien titulaire des opérations d'urgence. Un assistant est attaché en principe à chaque service de chirurgie. Toutefois, pendant les premières années, le recrutement sera subordonné aux besoins des services et aux demandes des chefs.

II. Les assistants sont nommés par un concours spécial pour une période de six ans.

III. Chaque chef de service a le droit de désigner son assistant. Les assistants disponibles seront affectés aux services vacants par ordre d'ancienneté.

Articles additionnels.

A. Les chirurgiens du Bureau central peuvent remplir les fonctions d'assistant jusqu'à leur placement définitif.

---

(1) Les 17 candidats, qui ont signé la requête au Directeur général de l'Assistance, sont : MM. Albarran, Beurnier, Castex, Clado, Delbet, Demoulin, Guinard, Hallé, Hartmann, Lejars, Lyot, Ménard, Récamier, Rieffel, Rochard, Thierry, Villemin.

B. Ils conservent les mêmes droits que par le passé relativement aux suppléances. Mais ils ne peuvent faire la suppléance de deux services à la fois.

C. Les assistants peuvent, tout en conservant leur titre, remplir les fonctions de chef de clinique.

Projet de règlement du concours des assistants.

1° Sont admis à prendre part au concours les docteurs ayant la qualité de Français et justifiant, soit de quatre années d'internat dans les hôpitaux de Paris, soit de quatre années d'exercice à dater de leur thèse.

2° Les épreuves du concours consistent en :

A. Une composition écrite sur un sujet d'anatomie normale et de pathologie externe. Il sera accordé trois heures pour cette composition. Il lui sera attribué un maximum de 30 points.

B. Une épreuve orale théorique sur un sujet de pathologie externe. Il sera accordé au candidat 20 minutes pour réfléchir et un temps égal pour faire sa leçon. Il sera attribué à cette épreuve un maximum de 20 points.

C. Trois opérations sur le cadavre : deux ligatures et une amputation. Il sera attribué à cette épreuve un maximum de 30 points.

D. Une épreuve clinique sur un malade. Il sera accordé au candidat 20 minutes qu'il emploiera à son gré pour l'examen et la réflexion et 15 minutes pour l'exposition devant le jury. Il sera attribué à cette épreuve un maximum de 20 points.

Projet de règlement du concours pour la nomination des chirurgiens des hôpitaux.

I. Chaque année, après la nomination des assistants, aura lieu, devant un deuxième jury, un concours pour deux places, au moins, de chirurgien des hôpitaux.

II. Les assistants sont seuls admis à prendre part à ce concours.

III. Les épreuves de ce concours consistent en :

A. Une épreuve de clinique orale sur un malade. Il sera accordé au candidat 20 minutes qu'il emploiera à son gré pour l'examen et la réflexion, et 15 minutes pour l'exposition devant le jury. Il sera attribué à cette épreuve un maximum de 20 points.

B. Une consultation écrite sur un malade, pour laquelle il sera accordé 50 minutes après 15 minutes d'examen. Cette consultation sera lue immédiatement. Il sera attribué à cette épreuve un maximum de 30 points.

En pratique, quel sera le résultat de cette réforme, si elle est adoptée dans ses grandes lignes? Au premier moment, comme toute réforme, elle rencontrera l'opposition de quelques rares chirurgiens, hostiles à toute idée nouvelle. Cette opposition ne durera pas; nous avons la conviction que, sous peu, tout titulaire d'un service voudra un adjoint. Actuellement déjà, contrairement aux règlements, presque tous les chirurgiens du Bureau central se sont volontairement attachés comme assistants à des services divers. Il n'y a donc, à leur point de vue, qu'à régulariser une situation qui existe en fait. Restent à pourvoir une quinzaine de services. Nous ne doutons pas que, du jour au lendemain, certains des titulaires de ces services ne soient heureux d'avoir un adjoint sous leurs ordres (1) Il y a, en tous cas, nécessité absolue de remplaçants au moment des vacances. Nous avons vu, au début de cet article, à quoi en était réduite l'Administration durant cette période de l'année.

Un nombre de 8 assistants pour le prochain concours (2), de 6 pour le deuxième, de 4 pour les suivants, nous semble, selon toutes probabilités, le chiffre nécessaire pour assurer, d'une

(1) Nous pouvons même l'affirmer pour quelques-uns.

(2) Indépendamment des deux candidats nommés chirurgiens des hôpitaux cette année.

manière régulière, les services, si ces assistants sont nommés pour 6 ans. On arrivera ainsi à placer rapidement le stock des candidats accumulés et à faire de la place aux jeunes, presque au sortir de l'internat ; dès lors, plus de ces conférences byzantines, où l'on ressasse d'une manière continue les mêmes questions, et possibilité de travailler sérieusement pour les assistants qui, ayant fait preuve de connaissances théoriques, dans le concours à la suite duquel ils auront été nommés, pourront acquérir au lit du malade une instruction clinique réelle et se préparer ainsi efficacement à remplir, dans la suite, les fonctions de chirurgien des hôpitaux.

Ainsi, croyons-nous, pourraient être assurés, d'une part les services hospitaliers, de l'autre l'éducation chirurgicale d'une série de jeunes travailleurs qui ne demanderaient, pour apprendre leur métier, que le moyen de le faire sous l'œil de leurs maîtres.

X...

PARIS. — IMP. V. GOUPY ET JOURDAN, RUE DE RENNES, 71.

LE PROGRÈS MÉDICAL

JOURNAL DE MÉDECINE, DE CHIRURGIE ET DE PHARMACIE

Rédacteur en chef : **BOURNEVILLE**

Secrétaire de la rédaction : MARCEL BAUDOUIN

Paraissant le samedi par cahier de 24 ou 32 p. in-4° compactes sur 2 colonnes.

Un an, 20 fr. — 6 mois, 10 fr.

Pour les étudiants en médecine, un an, 12 fr.

Les Bureaux du **Progrès Médical** *sont ouverts de neuf à cinq heures.*

TERRIER (P.). — **De l'organisation des services de chirurgie dans les hôpitaux de Paris.** Brochure in-8 de 14 pages. — Prix : 50 cent. — Pour nos abonnés. . . . . 35 c.

BAUDOUIN (M.).— **L'Asepsie et l'Antisepsie à l'hôpital Bichat.** Service de chirurgie de M. le docteur F. Terrier (1883-1889); avec préface et introductions de M. F. Terrier. Volume in-8° de 215 pages, avec 10 figures dans le texte et 4 photogravures hors texte. — Prix : 5 fr. — Pour nos abonnés. . . . . 4 fr.

BAUDOUIN (M.). — **Traitement des kystes hydatiques du foie.** (Nouvelles méthodes thérapeutiques). Brochure in-8 de 36 pages. — Prix : 1 fr. 25. — Pour nos abonnés. . . . . 90 c.

BAUDOUIN (M.). — **Guide médical à l'Exposition universelle internationale de 1889.** Avec la collaboration de MM. ACHALME (P.) ; CAPUS (G.) ; KERAVAL ; LAMOTTE (L.) ; RAOULT (A.) ; REGNIER (L.) ; ROUSSELET (A.). 1er fascicule : *Instruments de chirurgie et de précision.* Vol. in-8 de 284 p., avec 267 figures. — Prix : 5 francs. — 2e fascicule : *Anatomie, Chimie et Pharmacie, Matière médicale. Eaux minérales, Microbiologie, Hygiène et Assistance publique.* Vol. in-8 de 150 pages, avec 15 figures. — Prix : 3 fr. — 3e fascicule : *Sciences anthropologiques, Photographie et Librairie médicales, La médecine au Palais des Beaux-Arts, Les maladies de l'Exposition Renseignements divers sur l'Exposition.* — Prix : 3 fr. — Prix de l'ouvrage complet, 10 fr. ; pour nos abonnés . . . . 8 fr.

BAUDOUIN (M.). — **Hystéropexie abdominale antérieure et opérations sus-pubiennes dans les rétro-déviations de l'utérus.** Volume in-8 carré de 408 pages sur papier simili Japon, avec 22 figures dans le texte. — Prix : 10 fr. — Pour nos abonnés . . . . 7 fr.

SEGOND (P.).— **Note sur une observation de kyste hydatique** développé dans l'épaisseur du muscle grand pectoral. Brochure in-8° de 8 pages. — Prix : 0 fr. 40. — Pour nos abonnés. . . . . 30 cent.

SEGOND (P.). — **Recherches cliniques et expérimentales sur les épanchements sanguins du genou par entorse.** Volume in-8 de 85 pages. — Prix : 2 fr. — Pour nos abonnés . . . . 1 fr. 50

PARIS. — IMP. V. GOUPY ET JOURDAN, RUE DE RENNES, 71.

www.ingramcontent.com/pod-product-compliance
Lightning Source LLC
LaVergne TN
LVHW012020170826
845678LV00004BA/1580

9782329618517